AF299834

DE L'HYPNOTISME

EN THÉRAPEUTIQUE

ET EN MÉDECINE LÉGALE

PAR

J. BABINSKI

PARIS

IMPRIMERIE DE LA *SEMAINE MÉDICALE*

51, rue Croix-des-Petits-Champs, 51

1910

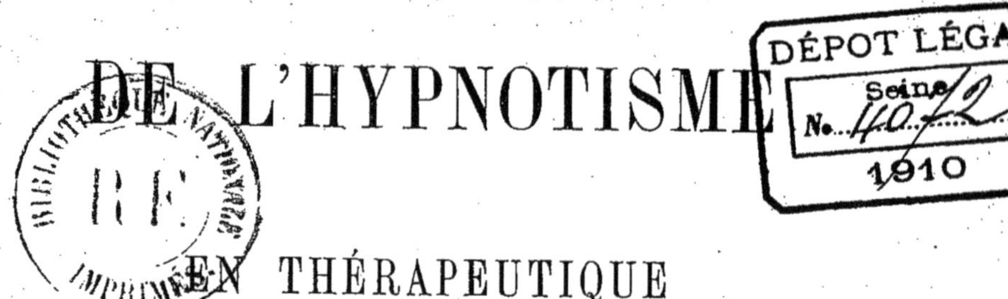

DE L'HYPNOTISME

EN THÉRAPEUTIQUE

ET EN MÉDECINE LÉGALE

PAR

J. BABINSKI

PARIS

IMPRIMERIE DE LA *SEMAINE MÉDICALE*

51, rue Croix-des-Petits-Champs, 51

1910

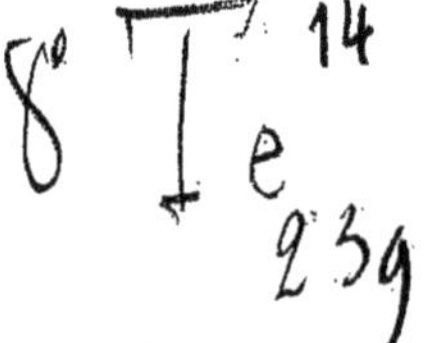

DE L'HYPNOTISME

EN THÉRAPEUTIQUE

ET EN MÉDECINE LÉGALE

L'hypnotisme a été de tout temps l'objet de controverses. Sans faire l'historique complet de ce sujet et sans discuter les diverses questions qu'il renferme, je rappellerai que les neurologistes et les légistes se trouvaient autrefois divisés sur deux points fondamentaux : les uns prétendaient que l'hypnotisme pouvait être employé avec succès contre la plupart des maladies fonctionnelles, mais que c'était un agent dangereux à manier, susceptible de devenir, entre des mains criminelles, une arme redoutable; les autres soutenaient que le sommeil provoqué guérissait uniquement les manifestations hystériques et que ses dangers avaient été exagérés.

Cependant, si les avis différaient jadis sur l'importance de l'hypnotisme, tous les médecins s'accordaient à déclarer qu'on disposait là d'une force capable d'être très utile ou nuisible. Son utilité, en particulier, n'était pas contestée et, de fait, les guérisons obtenues à la suite de pratiques hypnotiques ont été très nombreuses.

Or, aujourd'hui, on n'hypnotise presque plus. Voilà un fait. Peut-on en découvrir les raisons ? La thérapeutique ne serait-elle qu'une affaire de mode ; ou bien cette méthode présenterait-elle des inconvénients plus grands qu'on ne l'avait pensé ; ou encore se serait-on illusionné sur son utilité ?

Il y aurait intérêt à interroger sur les motifs de leur revirement les médecins qui ayant beaucoup pratiqué autrefois l'hypnotisme ne l'emploient plus aujourd'hui qu'à titre exceptionnel. Il serait bon aussi, à cette occasion, de reprendre la question fondamentale en médecine légale, des rapports de l'hypnotisme avec ce qu'on appelle « le libre arbitre », « la responsabilité ».

Et d'abord, qu'est-ce que l'hypnotisme ?

Ne cherchons pas à en pénétrer la nature. Procédons en cliniciens : énonçons les caractères assignés à l'état ou aux états que l'on dénomme « sommeil hypnotique ».

Lorsque, après avoir fait fixer à un sujet un point brillant, ou après l'avoir regardé avec persistance, ou encore après lui avoir affirmé qu'on allait l'endormir, on constate qu'il ferme les yeux et semble ne plus pouvoir les ouvrir, que ses membres paraissent inertes et insensibles, etc., on a l'habitude de dire qu'il est hypnotisé.

L'hypnotisme, d'ailleurs, se présente sous des formes très variées, plus ou moins parfaites, plus ou moins frustes. Tantôt le sujet semble étranger à ce qui se passe autour de lui; il serait comme inconscient, inerte (léthargie); tantôt on entre facilement en communication avec lui, mais sa volonté deviendrait esclave de l'hypnotiseur qui la suggestionnerait à sa fantaisie (somnambulisme). Dans la salle où a lieu l'hypnotisation, on montre par exemple au sujet, sur le parquet, une corbeille de fleurs imaginaires, aux couleurs vives; on lui demande d'en cueillir quelques-unes, de les réunir en bouquet et d'en respirer le parfum. On le voit bientôt se baisser vers le mirage des fleurs, faire plusieurs fois le geste de briser une tige et revenir à sa place en humant avec délices la gerbe illusoire. Se trouve-t-on dans un amphithéâtre dont les gradins regorgent d'assistants ? On affirme au sujet endormi qu'il n'y a personne dans la salle et qu'il doit aller s'asseoir confortablement au premier rang. On le voit se mettre sur les genoux de la personne qui occupe la place indiquée comme si, en apparence, il prenait possession d'un siège vide.

L'hypnotisé serait contraint, suivant le désir de l'hypnotiseur, d'exécuter ses injonctions soit immédiatement, soit après le réveil.

Il accomplirait en automate les actes suggérés, ne se souviendrait pas d'avoir été endormi et ne se rendrait pas compte qu'il agit à l'instigation d'autrui (amnésie au réveil).

Enfin, certains individus n'auraient pas le pouvoir, malgré tous leurs efforts, de résister à l'hypnotisation et seraient ainsi susceptibles de s'endormir contre leur gré.

Pour éviter toute ambiguïté, je ferai remarquer qu'en employant les termes « léthargie » et « somnambulisme » je n'entends nullement reconstituer le « Grand Hypnotisme » avec ses trois périodes. Par ces mots je désigne non pas deux phases mais deux aspects du sommeil hypnotique, l'un qui, d'après son sens étymologique, rappellerait — de bien loin — l'état de mort, l'autre dans lequel le sujet endormi ou plutôt plongé, les yeux ouverts, dans un « état second », conserverait la faculté de déambuler et de parler. Ces deux états hypnotiques sont, au fond, analogues, mais ils revêtent une apparence tellement différente que, pour ce motif, j'ai cru devoir les envisager séparément. D'ailleurs, les conclusions auxquelles j'arriverai dans la suite s'appliquent à tous les aspects du sommeil hypnotique, entre autres à cette forme très commune où le sujet, les yeux fermés, parle et répond aux questions qu'on lui pose.

Mais avant de poursuivre, il est nécessaire de se demander si l'hypnotisme constitue bien une réalité. Ne faut-il pas y voir, comme quelques-uns de ceux qui assistèrent aux premières expériences, une simple fiction? On peut, en effet, simuler l'hypnose, fermer les yeux, se donner volontairement l'attitude d'une personne quasi étrangère au monde extérieur, ou bien feindre une obéissance passive aux commandements de l'hypnotiseur, prendre un air terrifié quand on vous suggère qu'un chien enragé vous poursuit ou que les flammes d'un incendie vous menacent; il est facile aussi d'affirmer qu'on a été endormi contre sa volonté et qu'au réveil on ne se rappelle aucun des actes commis, aucune des paroles prononcées pendant le prétendu sommeil hypnotique.

Charcot, dès ses premières investigations sur les états dits hypnotiques, avait été frappé par la valeur d'une pareille objec-

tion et son souci primordial consista dans la recherche de
signes permettant de distinguer l'hypnotisme vrai, s'il en
existe un, de l'hypnotisme simulé. Il crut en trouver; il dé-
crivit ce qu'il appela les phénomènes somatiques du grand
hypnotisme : l'hyperexcitabilité neuro-musculaire, la plasticité cataleptique. Lorsque, suivant lui, chez un sujet en
léthargie on excite par la pression un muscle quelconque (le
fléchisseur commun superficiel des doigts par exemple),
celui-ci se contracture. Les doigts se fléchissent et, pour les
ouvrir directement, il faut déployer une grande force. Mais
l'hypnotiseur n'a qu'à produire une excitation sur le muscle
antagoniste (l'extenseur commun en l'espèce) pour faire disparaître la contracture. De même, l'excitation mécanique d'un
nerf moteur (facial, radial, cubital, etc.) devait développer la
contracture des muscles innervés par ce nerf et de ceux-là
seuls. On pouvait produire ainsi des attitudes régies par
l'anatomie, telles que la griffe cubitale, médiane, etc. Voilà
en quoi consistait le phénomène somatique de l'hyperexcitabilité neuro-musculaire. Quant à la plasticité des muscles,
elle caractérisait l'état cataleptique. Il suffit de provoquer un
bruit violent auprès d'un sujet en léthargie ou bien d'ouvrir
brusquement à la lumière ses paupières closes pour créer en
lui la faculté de conserver sans efforts les attitudes diverses
où l'on place ses membres. Le sujet donne alors l'impression
d'une poupée articulée.

Charcot estimait qu'il est impossible de simuler ces caractères. La volonté lui paraissait impuissante à reproduire la
griffe cubitale ou la contraction des muscles de la face, surtout si le sujet en expérience est dépourvu de toute notion
anatomo-physiologique. De plus, les tracés graphiques per-
mettraient de faire le départ de la vraie catalepsie et de la
fausse. Ces caractères somatiques propres au grand hypnotisme avaient réussi à doter cette variété d'hypnose d'un
cachet de sincérité, de vérité.

Dès lors, puisque chez les sujets qui se présentent sous
cet aspect on peut mettre en évidence des attributs objectifs, inimitables par la volonté, il n'existe plus de bonne

raison pour douter de la réalité des phénomènes subjectifs, psychiques, malgré leur apparente bizarrerie.

On arrive ainsi à cette conception de l'hypnotisme : par des procédés divers on provoque chez certains sujets une perturbation physique du système nerveux, dont une des conséquences est l'exaltation de la suggestibilité. Or, comme certains troubles fonctionnels, certains états morbides peuvent céder sous l'influence de la suggestion, quand la suggestibilité est exagérée, il devient indiqué d'hypnotiser les malades atteints de ces manifestations pathologiques. Cette conception paraît absolument rationnelle, une fois admises les bases sur lesquelles elle repose.

Mais aujourd'hui on est bien obligé de reconnaître l'inexactitude des faits qui servaient de fondement à cette doctrine. Envisageons l'hyperexcitabilité neuro-musculaire. Il ne s'agit pas là d'une hyperexcitabilité réelle des muscles ou des nerfs : s'il en était ainsi, la pression du doigt sur le nerf facial, par exemple, devrait développer dans le côté correspondant de la face une contraction semblable à celle qui résulte de l'électrisation du nerf et qui est caractérisée par des phénomènes indépendants de la volonté (synergie paradoxale, fossette mentonnière, etc.). Or, que provoque-t-on par ces manœuvres ? Une simple grimace, identique à celle que tout individu peut faire au moyen d'une contraction volontaire de ses muscles. Quant aux prétendus caractères spécifiques des tracés obtenus dans la catalepsie vraie, ils constituent une des illusions des premiers expérimentateurs, trompés sans doute par des idées a *priori*. La méthode des graphiques, très précieuse quand ses résultats sont interprétés avec circonspection, risque autrement d'induire en erreur. J'ai examiné de ces grands sujets, je les ai comparés à des individus qui, sur ma demande, simulaient la catalepsie : les tracés ont été identiques.

Les états hypnotiques ne possèdent donc pas de caractères somatiques objectifs que la volonté soit impuissante à reproduire.

La notion des phénomènes somatiques appartenait, d'ailleurs, en propre à l'Ecole de la Salpêtrière. Celle de Nancy ne l'acceptait pas. Elle admettait cependant la réalité de l'hypnotisme, mais sans fournir aucune preuve à l'appui de cette opinion.

Il est vrai que des phénomènes subjectifs, nerveux, psychiques peuvent être pathologiques, nullement simulés, sans qu'ils s'associent nécessairement à des signes objectifs. Soutenir une idée contraire équivaudrait à contester l'existence d'une partie de la psychiatrie. Assurément, dans certains cas particuliers, on pourrait se trouver très embarrassé ou même dans l'impossibilité d'affirmer l'authenticité de la folie du doute, d'un délire de persécution, d'un accès de mélancolie : des sujets instruits, habiles, ayant des raisons majeures d'induire le médecin en erreur, parviendraient à simuler de pareils états, au moins temporairement. Mais il serait évidemment insensé d'en contester, d'une manière générale, la réalité. On en a la preuve dans ce fait que, dans tous les pays, dans tous les milieux, dans tous les temps, ils revêtent leurs traits principaux d'une même apparence, et que leurs particularités les plus fines, dont la connaissance nécessite une étude approfondie, se trouvent reproduites spontanément par des sujets dépourvus de toute notion médicale.

Peut-on en dire autant de l'hypnotisme ?

Son existence effective, certes, ne s'impose pas à l'esprit avec la même évidence que celle des troubles mentaux cités plus haut. En effet, il varie notablement suivant les circonstances ; il n'apparaît pas spontanément, mais exige l'intervention d'un tiers. L'aspect sous lequel se présente un individu hypnotisé est essentiellement subordonné aux spectacles qu'il a vus et aux propos qu'il a entendus. A beaucoup d'égards l'hypnotisé se comporte comme un comédien et l'hypothèse que tout l'hypnotisme constitue une farce n'est pas absurde.

Le problème ne me paraît pas comporter une solution catégorique. Mais il est permis de chercher à se former sur ce point l'opinion la plus probable. Celle des médecins qui se sont occupés d'hypnotisme doit varier suivant les sujets auxquels ils ont eu affaire et leur propre tournure d'esprit, plus ou moins porté à la défiance. Cependant, toutes conditions égales d'ailleurs, cette opinion comporte d'autant plus de chances d'exactitude qu'elle repose sur des observations plus nombreuses et plus longues.

Aussi, n'y a-t-il peut-être pas prétention de ma part à penser qu'ayant vécu pendant plusieurs années, aux débuts de ma carrière de neurologue, à la Salpêtrière, dans un milieu où l'on cultivait particulièrement l'hypnotisme, qu'ayant eu l'occasion de suivre pendant plus de vingt ans un certain nombre des sujets qui présentaient les caractères les plus parfaits de l'hypnotisme, et qu'ayant observé dans d'autres milieux que la Salpêtrière des phénomènes analogues, je suis en mesure d'émettre un avis de quelque valeur.

Je ferai donc ma profession de foi. Je déclare que l'existence effective d'un état qu'on peut appeler « sommeil hypnotique » différant d'ailleurs notablement de toutes les autres espèces de sommeil, et susceptible d'être aisément simulé, me paraît très vraisemblable. Voici mes raisons à l'appui de cette manière de voir. A l'époque où l'hypnotisme s'épanouissait à la Salpêtrière, il y avait presque en permanence, réunis dans un même service, une dizaine de sujets sur lesquels on expérimentait. L'hypothèse d'une vulgaire simulation entraîne celle d'une sorte de complot nécessitant la connivence des malades en contact journalier avec les mystificateurs. On imagine difficilement que le secret de cette mystification ait été indéfiniment gardé, sans donner naissance à des fuites. Nous entendions bien dire, de temps en temps, par les compagnes de ces grands sujets-femmes qu'elles manquaient parfois de sincérité, mais jamais aucune accusation précise n'a été portée contre elles. Bien souvent des malades atteintes d'affections organiques, vivant dans les mêmes salles, venaient demander au médecin de chercher à les hypnotiser pour les guérir, ce qui semble prouver que l'hypnotisme, en ce milieu, était pris au sérieux. J'ai cherché à confesser d'anciens sujets, à différentes reprises, longtemps après leur sortie de l'hospice, alors qu'ils n'avaient plus aucun intérêt apparent à me tromper; je crois avoir employé tous les moyens propres à obtenir des aveux : le résultat fut toujours négatif.

Est-ce à dire que l'hypnotisme soit exactement ce que l'on pensait autrefois ? Nous allons discuter cette question point par point.

Rappelons les principaux caractères attribués à l'hypnotisme :

a) L'hypnotisation pourrait être opérée parfois contre le gré du sujet.

b) Le sujet hypnotisé ne se rappellerait plus, au réveil, ce qui aurait eu lieu pendant le sommeil.

c) Dans l'état léthargique, il serait inconscient.

d) Dans l'état somnambulique, sa propre volonté n'existerait plus et il accomplirait par contrainte, pendant l'hypnose ou après son réveil, les actes suggérés.

Soumettons à la critique ces diverses notions dont la réalité, si elle était établie, entraînerait des conséquences sociales considérables, terrifiantes.

a) Peut-on endormir une personne contre son gré ? Je suis persuadé du contraire et je citerai, à l'appui de mon opinion, un seul fait : ces grands sujets que nous maniions autrefois à la Salpêtrière avec une si grande facilité apparente, que nous endormions d'un geste, d'un regard, que nous avions l'air de dominer, opposaient parfois à nos tentatives d'hypnotisation une résistance invincible. Il suffisait d'un mot qui avait froissé leur amour-propre ou de tout autre motif insignifiant. Je demeure convaincu qu'on ne peut pas hypnotiser un sujet sans son consentement.

b) L'hypnotisé est-il susceptible de perdre au réveil le souvenir des événements accomplis pendant le sommeil ? Toutes mes observations infirment cette idée.

Après une séance d'hypnotisation pendant laquelle vous aurez suggéré au sujet de tout oublier au réveil, vos interrogations pourront rester sans réponse et le masque d'ignorance qu'il revêtira vous incitera à croire à la réussite de votre suggestion. Mais, si vous procédez d'une manière détournée, comme un juge d'instruction habile, vous parviendrez sans

peine à faire prononcer des paroles qui vous prouveront l'inté-
grité ininterrompue de la mémoire. Cela est surtout aisé si
vous pratiquez votre enquête quelques heures ou quelques
jours après la séance. J'ai eu bien souvent l'occasion de cons-
tater par les propos de ces sujets-femmes, par leur attitude à
l'état de veille, qu'elles se souviennent parfaitement de tout
ce qu'on dit en leur présence pendant leur sommeil.

Je me suis livré aussi à maintes expériences dont les
résultats concordent tous avec cette manière de voir. En
voici une, entre autres : je dis, devant un sujet hypnotisé, que
tel mot français se traduit de telle manière dans une langue
inconnue de lui. Lorsque au réveil, je veux lui faire donner
la traduction du mot choisi, il commence par rire, par affirmer
qu'ignorant l'idiome en question, il ne peut me satisfaire.
J'insiste, je lui répète qu'il connaît l'équivalent de ce mot
français, qu'il l'a entendu, etc., etc., et je finis presque toujours
par obtenir une réponse parfaite.

c) Dans l'état dit léthargique, le sujet est-il inconscient ? A
cette question je répondrai encore par la négative. Les considérations précédentes montrent déjà l'esprit de l'hypnotisé en
éveil, enregistrant les paroles prononcées. Il y a plus : pendant
la durée même de la léthargie on peut, de diverses manières,
entrer en communication avec lui, bien qu'il semble dormir
profondément. Vous dites, par exemple : « Je soulèverai son
bras 10 fois; à la dixième fois le bras, qui est flasque, se rai-
dira ». L'expérience réussit le plus souvent. Le sujet a donc
entendu vos paroles, suivi attentivement vos opérations et
vous a obéi. Ajoutons qu'une sensation quelque peu vive et
inopinée réveille l'hypnotisé qui, d'ailleurs, est en mesure de
sortir spontanément de son sommeil.

d) Dans l'état somnambulique le sujet perd-il tout contrôle
volontaire et se trouve-t-il contraint d'accomplir pendant l'hypnose ou après son réveil les actes qui lui ont été suggérés ?

Là encore, la volonté de l'hypnotisé somnambule ne fait
défaut qu'en apparence. Vous pouvez, il est vrai, faire exécuter
à un individu placé dans cet état des actes singuliers qui
paraissent déraisonnables et qu'il n'a pas l'habitude d'accom-

plir dans la vie normale : vous lui faites ouvrir un parapluie
en lui suggérant qu'il pleut, alors que le ciel est sans nuages ;
vous lui ordonnez de caresser un chien imaginaire censément
étendu dans la pièce, de bercer un enfant fictif, etc.; mais
remarquez que ces faits-là n'offrent aucune importance et ne
peuvent porter aucun préjudice ni à lui ni à personne. Essayez
de suggérer une action, je ne dirai pas nuisible à l'intéressé,
mais quelque peu désagréable ; vous vous heurterez ordinaire-
ment à une opposition irréductible. Cherchez simplement, par
suggestion, à faire adopter par une femme, en état de somnambulisme, une toilette ou une coiffure qu'elle trouve désavan-
tageuse pour sa beauté et vous verrez quels obstacles rencon-
trera votre prétendue toute-puissance ! *A fortiori*, en serait-il
de même si on voulait suggérer à quelqu'un un acte que sa
conscience réprouverait.

L'esprit critique n'est pas aboli pendant le sommeil hypnotique ; le sujet ne devient pas passif et il fait le choix entre
les diverses suggestions. La volonté est si peu annihilée que
le sujet hypnotisé a la faculté de garder des secrets, même
sans importance, qu'on cherche à lui faire dévoiler.

Des considérations précédentes il découle que l'hypnotisme,
tout en semblant une réalité, a aussi les apparences d'un produit de la simulation. L'impression qui s'en dégage dépend de
l'angle sous lequel on l'envisage. L'hypnotisme a tout à fait
les mêmes allures que l'hystérie avec laquelle il se confond (1).

Les sujets hypnotisables et les hystériques sont susceptibles de présenter des troubles (phénomènes hypnotiques,
phénomènes hystériques) à la réalité desquels ils croient,
mais seulement dans une certaine mesure ; leur sincérité connaît des limites. J'ai eu l'occasion d'écrire sur l'hystérie les
lignes suivantes :

Dans toutes sortes de circonstances l'hystérique se comporte
comme s'il était en partie maître de sa maladie et si sa sincérité
n'était pas absolue : contrairement à l'épileptique, il n'a guère

(1) Voir J. Babinski. Ma conception de l'hystérie et de l'hypnotisme (pithia-
tisme). Chartres, 1906.

d'attaques que dans des lieux déterminés; il sort presque toujours, sans s'être contusionné, des crises clowniques qui ont épouvanté l'entourage; en proie à des hallucinations terrifiantes, il ne commet pas, à la manière d'un alcoolique halluciné, des actes dangereux pour lui; atteint d'une anesthésie thermique en apparence très profonde, il ne sera pas, comme un syringomyélique, exposé à se brûler; un rétrécissement du champ visuel, quelque prononcé fût-il, ne l'empêchera pas, ainsi que cela a lieu dans les rétrécissements organiques, de circuler et d'éviter tous les obstacles. Tout cela rapproche l'hystérie de la simulation et j'ai l'habitude de dire que l'hystérique est en quelque sorte un demi-simulateur (1).

L'hypnotisme se prête à des réflexions analogues; suggère-t-on, par exemple, à un somnambule que la pièce où il se trouve et l'escalier de sa maison sont la proie des flammes, il manifestera bien de l'épouvante, mais il se gardera de sauter par la fenêtre, fût-elle à deux mètres au-dessus du sol.

Les phénomènes hypnotiques, comme les phénomènes hystériques, résultent de la suggestion et disparaissent sous l'influence de la contre-suggestion, de la persuasion.

On comprend aisément que l'hypnotisme étant un produit de l'imagination, de la suggestion, se présente sous des aspects très divers.

Le sommeil hypnotique ne crée pas la suggestibilité; il n'est même pas démontré qu'il l'accroisse; il en constitue simplement une manifestation.

Après cet exposé, il me sera facile de faire saisir le motif pour lequel je n'emploie plus guère l'hypnotisme en thérapeutique. Si l'hypnotisme ne crée ni n'augmente la suggestibilité, il paraît sans objet. Autrefois, il est vrai, on a guéri un grand nombre d'hystériques après les avoir hypnotisés; mais la guérison n'était pas la conséquence de l'hypnotisme, elle provenait du fait que les malades étaient suggestionnables ou susceptibles de subir l'influence de la persuasion. Des pra-

---

(1) Voir : L'année psychologique, publiée par **A. Binet.** Année 1910, p. 90.

tiques de psychothérapie à l'état de veille les auraient tout aussi bien débarrassés de leur mal. Telle est maintenant ma manière de procéder et je ne suis pas le seul médecin à agir ainsi. Non seulement l'hypnotisme est, en général, inutile, mais, de plus, les tentatives d'hypnotisation peuvent vous faire manquer le but que vous visez; en effet, si après avoir annoncé à votre malade que vous l'endormirez, vous subissez un échec, vous perdez l'influence salutaire qui aurait peut-être suffi pour le guérir : il est plus facile de faire disparaître par persuasion à l'état de veille une paralysie ou une contracture hystérique que d'hypnotiser un individu présentant un de ces troubles. Pourtant, quelques hystériques, après avoir en vain essayé la plupart des modes de traitement, se suggèrent que seul l'hypnotisme pourra leur rendre la santé, et ne sont pas accessibles à la psychothérapie pendant l'état de veille. Le médecin ne prendra de l'ascendant sur eux qu'après avoir donné satisfaction à leur idée; il n'arrivera au but qu'en suivant un chemin détourné. En pareil cas, l'hypnotisme devient tout à fait légitime et je le mets volontiers en œuvre.

Abordons enfin le problème de l'hypnotisme en médecine légale. Des sujets qui, à l'état de veille, auraient repoussé des suggestions criminelles, peuvent ils commettre des délits ou des crimes sous l'influence d'un ordre donné pendant le sommeil hypnotique? L'hypnotiseur serait-il en mesure de faire violence à son sujet? Aurait-il le pouvoir d'abuser d'une femme endormie soit en lui suggérant pendant le sommeil somnambulique de se donner à lui, soit en la violant pendant le sommeil léthargique? Ces questions ont été posées déjà devant les tribunaux et elles se poseront peut-être encore.

Si je me suis fait comprendre précédemment, on doit prévoir mes réponses. Je serais presque en droit de soutenir qu'une expertise médicale en cette matière n'apporterait aucune lumière, étant donnée l'impossibilité de distinguer le sommeil hypnotique légitime d'un sommeil simulé. L'expert, en effet, ne sera jamais en état d'affirmer la réalité de l'hypnotisme chez le sujet soumis à son examen.

Toutefois, comme je crois à l'existence effective de l'hypnotisme, j'accorde volontiers que dans tel cas particulier la réalité du sommeil hypnotique puisse être admise pour des raisons d'ordre moral. Il s'agirait, par exemple, d'un individu qui se serait prêté depuis longtemps à des expériences d'hypnotisme et semblerait, d'après des témoignages dignes de foi, avoir été endormi à une époque où il n'aurait eu aucun intérêt à simuler le sommeil. Supposons qu'il soit inculpé d'un délit ou d'un crime paraissant avoir été commis à l'instigation de quelqu'un qui l'aurait hypnotisé. Pour les motifs énoncés plus haut, je considérerais même un pareil sujet comme responsable de son acte. Pourtant, en invoquant son hypersuggestibilité, mise en évidence par son aptitude à subir l'hypnotisation, il serait peut-être permis de limiter quelque peu sa responsabilité. Mais, je le répète, ce n'est pas l'hypnotisation qui rend suggestionnable, et dans les circonstances sérieuses les sujets hypnotisés redeviennent maîtres de leurs actions dans la mesure où ils le sont à l'état de veille.

Je rappellerai à ce propos que l'Ecole de la Salpêtrière soutenait déjà autrefois que la suggestion ne faisait commettre que des crimes fictifs, des « crimes de laboratoire ».

Quant à la responsabilité d'un hypnotiseur ayant cherché à suggérer un acte coupable, je la considère comme égale à celle de tout individu qui pousserait autrui, sans hypnotisation préalable, à accomplir un acte interdit par le Code. Ce n'est pas, en effet, la tentative d'hypnotisation ou sa réussite qui lui aurait donné le pouvoir d'atteindre un but inaccessible autrement.

Enfin, selon moi, une femme qui se serait donnée à un homme pendant ou après l'hypnotisation, se serait livrée à lui tout aussi bien en dehors des expériences d'hypnotisme; l'hypnose n'a pas paralysé sa volonté, ni procuré à son hypnotiseur le pouvoir de la violenter. Le sommeil hypnotique ne saurait être considéré comme un moyen de commettre un viol.

Paris. — Imp. de la *Semaine Médicale*, 31, rue Croix-des-Petits-Champs. — J. Charpentier.